AF468990

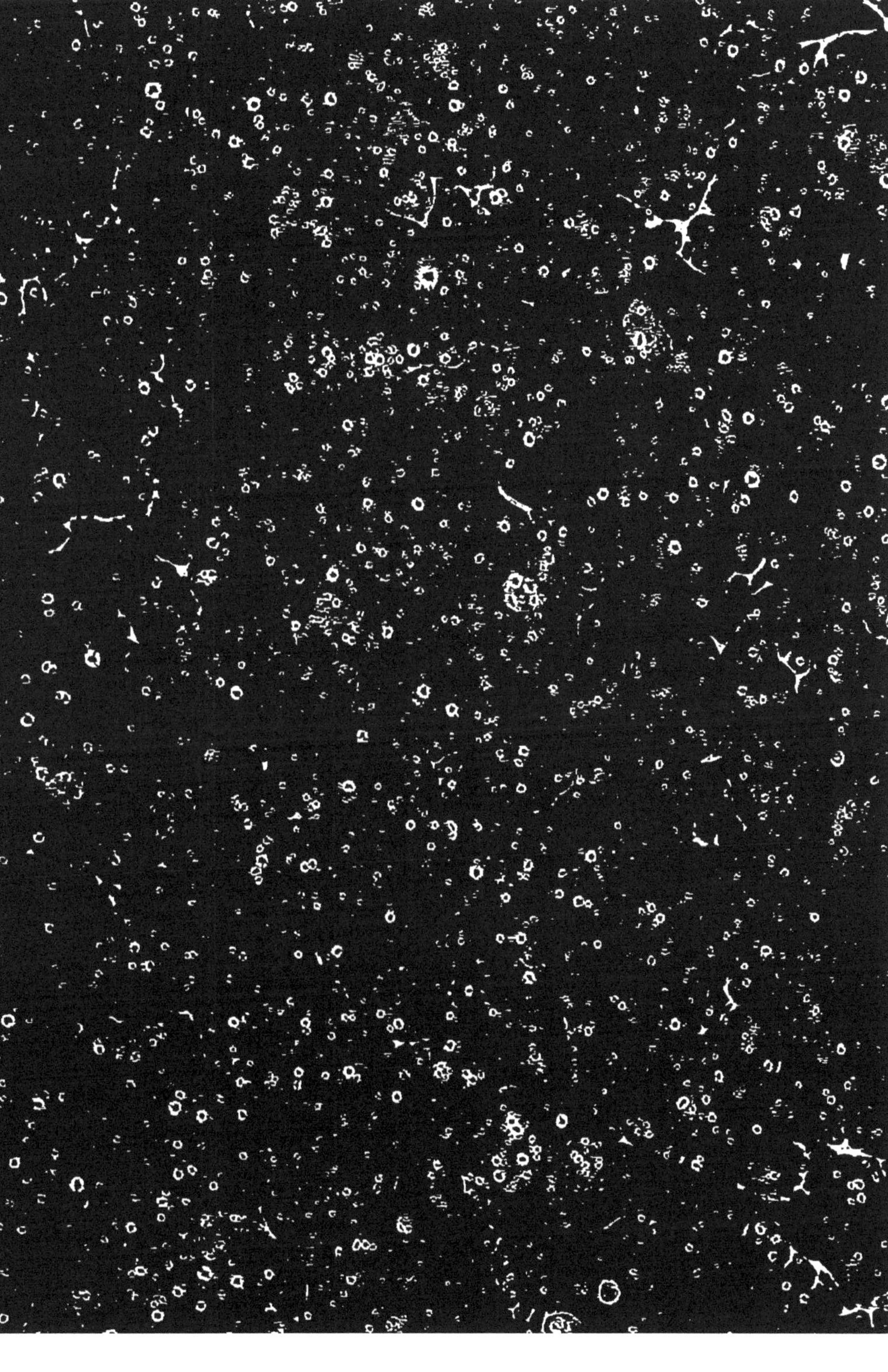

LE

CONSERVATEUR

DE LA BOUCHE,

PAR Mme FANTON,

DENTISTE.

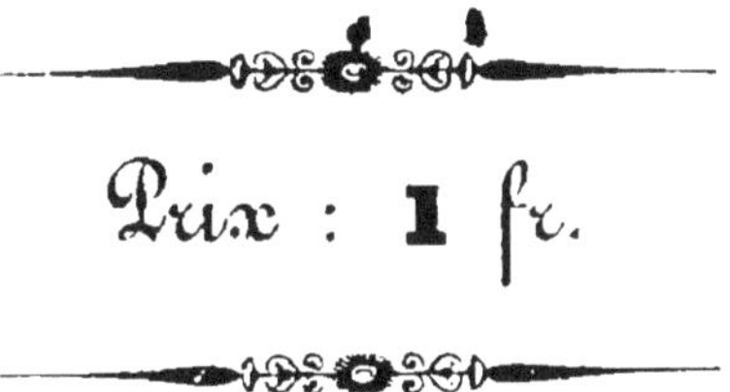

Prix : 1 fr.

Paris,

CHEZ L'AUTEUR,

RUE DU COQ-SAINT-HONORÉ, No 6;

Et chez les principaux Libraires de la capitale.

1841

Tout exemplaire non revêtu de ma signature est contrefait, et tout contrefacteur dudit ouvrage sera poursuivi devant les tribunaux.

BELLEVILLE.—Imprimerie de GALBAN, rue de Paris, 32.

LE CONSERVATEUR DE LA BOUCHE,

DÉDIÉ A

M. Marjolin.

MONSIEUR,

Quelle que soit la défiance que j'aie en moi-même, j'ose espérer que vous ne condamnerez pas la liberté que je prends de vous dédier cet opuscule.

Le fort doit venir en aide au faible : déjà par vos ouvrages et vos lumières vous m'avez éclairée, aujourd'hui vous m'accorderez votre protection par ce motif que vous vous intéressez aux moindres choses quand elles sont utiles au public.

Le champ est vaste pour vous louer : l'homme qui excite non pas seulement l'admiration de son pays, mais du monde entier, prête facilement à la louange, même lorsqu'on reste dans le vrai ; mais il faut être plus retenu quand on parle à l'homme de génie, je craindrais d'être importune disant la vérité, je ne veux point m'exposer à vous faire repentir de la bienveillance que vous m'accordez, il vaut mieux que je cherche à la mériter par de nouveaux travaux ; être utile au public, c'est le moyen de conserver votre bienveillance, et c'est là où tendent les vœux et le désir

de celle qui est avec un profond respect,

Votre très-humble,

Fe Fanton.

LE

CONSERVATEUR

DE LA BOUCHE.

En offrant au public cet opuscule, nous n'avons point la prétention de produire un ouvrage scientifique : être utile, voilà le but de l'auteur. Jusqu'ici vingt auteurs ont écrit sur l'odontalgie, et aucun n'a produit un manuel à l'usage de tout le monde. Nous croyons avoir atteint ce but, non point en décrivant la forme, le nombre et la structure des organes de la dentition, tous les traités d'anatomie et de médecine contiennent là-dessus des détails qui rendent superflu ce que nous pourrions en dire ; nous nous bornerons à faire connaître les moyens de conserver les dents, à la perte desquelles ne sont que trop souvent attachés l'affaiblissement et la ruine de la santé.

Il y a pourtant cette remarque à faire, c'est que peu d'auteurs modernes se sont occupés de l'art du dentiste, bien que l'antiquité ait offert de nombreux travaux sur cette partie : ainsi Hérodote nous apprend que l'école célèbre d'Alexandrie avait des médecins pour le traitement particulier de l'odontalgie ; que Dioscoride, dans ses ouvrages, indique la corne de cerf contre les douleurs de dents ; que le médecin de l'empereur Néron avait découvert de nombreux remèdes contre les aphtes et les douleurs odontalgiques. Puis, dans le douzième siècle, nous voyons un médecin espagnol, Albucasos, affermir les dents chancelantes avec un fil d'or, et depuis deux cents ans nous avons vu en France et en Angleterre des hommes profonds dans la science s'occuper d'une manière toute spéciale de la dentition. Ainsi, en France, Bourdet, Delahire, Hérissant, Duverney, Lassonne, Bertin, Jourdain, Broussonnet, Tenon, Lecluse, Cuvier, Serres, Léveillé, Miel, Fauchard, Ricci, Delabarre, Duval, Daubenton.

Gariot et Maury ont produit d'excellens ouvrages sur l'art du dentiste. En Angleterre, en Allemagne, en Italie, nous voyons : Berdmore, Bennet, Bew, Fox, Hertz, Lewis, Tolwer ;—Albrecht, Aronson, Cron, Blumenthal, Brunner, Krautermann, Lichtenstein ; —Pauli, Mœbius, Lavini, Guertin, Castrillo, Campani, etc., etc., laisser aussi de nombreux traités sur l'art du dentiste ; et épuiser pour ainsi dire la matière ; mais aucun, parmi ces auteurs recommandables, n'a pensé à un manuel à l'usage du public. C'est en publiant cet ouvrage le but que nous nous sommes proposé, et nous croyons l'avoir atteint.

Une femme qui écrit éveille toujours la critique, mais lorsque de la part de cette femme il n'y a point prétention à l'esprit, mais seulement à l'utilité publique, on devient indulgent : avant de juger on lit, et après la lecture on excuse le style en présence de l'intention. L'auteur n'ignore pas que plusieurs de ses charitables confrères ont prétendu qu'une femme ne pouvait exercer l'état de dentiste, et cela parce que, disent-ils, il faut être reçu officier de santé. Si cette erreur est de bonne foi, qu'ils sachent que deux jugemens, trois arrêts ont rendu libre la profession de dentiste sans l'astreindre à aucun examen. Ainsi une dame Fournier exerçait à Lille l'état de dentiste : poursuivie en 1818 par le procureur du roi, elle fut acquittée par le tribunal de première instance ; appel du ministère public devant la cour royale de Douai qui, par arrêt du 19 novembre 1818, confirme le jugement de première instance.

A Limoges, la dame Delpeuth exerçait la profession de dentiste, le procureur du roi, prétendant qu'un dentiste ne peut exercer sans avoir obtenu un diplôme d'officier de santé, envoya une assignation à la dame Delpeuth comme passible des peines prononcées par l'art. 35 de la loi du 19 ventôse an XI ; acquittée devant le tribunal de première instance, elle est de nouveau renvoyée sur l'appel interjeté par le procureur du roi, le 5 janvier 1827 ; pourvoi en cassation de la part du ministère public, qui succombe de nouveau le 23 février 1827. Ainsi voilà deux jugemens et trois arrêts qui rendent libre la profession du dentiste.

Ces explications je les ai données pour ne plus y revenir.

Cet ouvrage, essentiellement d'utilité publique, sera divisé en trois parties : la première dentition, — la deuxième dentition, — régime à observer pour la conservation des dents.

PREMIÈRE DENTITION.

Les dents percent ordinairement chez les enfans à six ou sept mois. La première dent paraît à la mâchoire inférieure; peu de jours après la sortie de cette dent, il en paraît une autre à côté; ces deux premières dents sont appelées incisives : viennent ensuite les deux grandes incisives à la mâchoire supérieure, puis deux autres incisives prennent naissance à la mâchoire inférieure, et deux autres incisives sortent presqu'immédiatement à la mâchoire supérieure, ce qui fait huit incisives, dont quatre en bas et quatre en haut.

A un an, les deux canines paraissent à la mâchoire inférieure, un mois après paraissent les deux canines de la mâchoire supérieure.

Viennent ensuite vers le quinzième mois les dents appelées molaires de lait, dans le même ordre, c'est-à-dire qu'elles paraissent d'abord deux à la mâchoire inférieure, puis deux à la supérieure.

Quand l'enfant est parvenu à deux ans, on voit paraître quatre nouvelles molaires, deux en bas, deux en haut; en tout vingt dents, dix en bas, dix en haut. L'enfant conserve ces dents, dites dents de lait, jusqu'à l'âge de six ou sept ans, à cet âge il lui perce quatre nouvelles dents à côté de celles qui ont paru les dernières.

L'enfant parvenu à l'âge de douze ans sent naître quatre molaires; et quand l'enfant devenu jeune homme atteint sa vingtième année, le ratelier s'augmente de quatre dernières dents, dites dents de sagesse; chaque mâchoire est alors entièrement garnie de seize dents. Il arrive quelquefois à la jeune fille de dix-huit ou seize ans de compter trente-deux dents.

Le premier soin que les parens doivent apporter à la première dentition de leurs enfans, c'est surtout à l'âge de six ou sept ans, époque où les premières dents tombent et où les secondes paraissent dans l'ordre des premières. Je ne parle point de la sortie des dents, des douleurs plus ou moins vives qu'éprouve l'enfant, l'art peut aider à la nature qui est ici toute puissante.

J'indiquerai donc les moyens de faire percer les dents le plus promptement possible, et d'abord il faut proscrire le hochet plus pernicieux qu'utile; en effet la compression continuelle du hochet et de la gencive durcit cette dernière, qui alors offre plus de résistance à la dent, se gonfle, s'enflamme et produit quelquefois les désordres les plus graves. Le remède le plus efficace pour y remédier est d'employer le jus de citron qui, par sa propriété astringente, donne du ressort aux fibres de la gencive sans y causer d'inflammation. La manière d'employer la liqueur est tout simplement de recommander à la nourrice de tremper son doigt dans le jus de citron, d'en frotter la gencive aux endroits où les dents paraissent disposées à percer, jusqu'à ce que la division des chairs soit faite.

Il faut pour cet effet bien examiner la bouche de l'enfant afin de prévoir le moment où les dents perceront : ainsi, lorsque l'enfant commencera à baver et qu'on remarquera un point blanc et une élévation à la gencive, nul doute que la dent soit prête à paraître ; alors on aura recours au jus de citron, en l'employant comme il est indiqué plus haut. Surtout point d'émolliens qui, pour le moment, peuvent bien diminuer l'inflammation et calmer les douleurs, mais comme ils n'en détruisent point la cause, le mal reste. Le jus de citron, au contraire, en pénétrant la membrane qui, par sa tension, pourrait faire une espèce d'étranglement à la gencive qu'elle recouvre, détruit bientôt cette membrane, agit efficacement sur la gencive et facilite la rupture des fibres.

Plusieurs dentistes distingués, entr'autres Fauchard et Bunou, conseillent, pour faciliter la division de la gencive et pour détruire les aphtes et les ulcères, l'esprit de vitriol, l'esprit de sel et de soufre. Nous reconnaissons l'énergie de ces remèdes qui peuvent opérer plus rapidement, mais qui doivent être proscrits pour l'enfance, car bien qu'on ne fasse que toucher légèrement, soit les gencives, soit les petits ulcères, il peut s'en glisser quelques particules avec la salive; or, comme les enfans avalent tout et ne savent point expectorer, on ne peut prévoir quel horrible ravage occasionneraient pareils acides. Il arrive encore que même l'emploi du vitriol et du soufre n'amène point la gencive à maturité. Le jus de citron n'est pas, il est vrai, plus puissant, mais alors nous conseillons aux mères de faire visiter l'enfant par le dentiste, car une dent cause parfois des convulsions dangereuses; on a vu la gencive rebelle à tous les remèdes, alors il n'y a qu'un moyen, c'est de faire une incision cruciale, non-seulement à la gencive, mais à la membrane qui forme l'alvéole.

Dans ce dernier cas, qui est exceptionnel, on n'emploie plus le jus de citron, mais des émolliens; il faut alors frotter légèrement les gencives de l'enfant avec du miel de Narbonne : on trempe pour cet effet le doigt dans le miel, et de quart-d'heure en quart-d'heure on le passe sur la gencive malade.

La complexion de l'enfant, celle de la nourrice rendent les accidens qui viennent d'être détaillés plus ou moins graves; ainsi quand il arrive que deux ou trois mois avant que les dents percent, l'enfant éprouve des convulsions ou le dévoiement continuel (ce qui fait dire aux nourrices lorsqu'elles trouvent du lait grumelé dans les excrémens de l'enfant, *que ses dents germent*). C'est ici le cas d'ordonner à la nourrice de ne point surcharger de lait le nourrisson, de lui diminuer la bouillie, de tenir le ventre libre à l'enfant en lui donnant des lavemens adoucissans.

Ainsi les soins que nous venons

d'indiquer doivent être données à l'enfant depuis sa naissance jusqu'à l'âge de deux ans; l'enfant parvenu à cet âge a, comme nous l'avons dit, chaque mâchoire garnie de dix dents, il reste alors dans un état presque stationnaire jusqu'à l'âge de six ou sept ans.

CHUTE DES DENTS DE LAIT.

C'est généralement à l'âge de six ou sept ans que les incisives, les canines, les molaires tombent à peu près dans le même ordre qu'elles sont venues. On sait que cette deuxième dentition entraîne la chûte des vingt premières dents, qui sont alors remplacées par le même nombre de dents plus fortes et plus belles. A cette deuxième dentition on ne doit plus redouter les graves accidens qui signalent la première, et il faut dire qu'il dépend des pères et mères de donner à leurs enfans parvenus à sept ans une belle denture, quelqu'irrégulière qu'ait été la première. Ici tous les conseils se réduisent à un seul : voyez le dentiste.

Ce serait de la part des parens une économie bien coupable de ne point faire visiter l'enfant par le dentiste, lorsque l'enfant est près d'atteindre sa septième année, quand on songe que d'une seule visite faite chez le praticien dépend ce bel ordre dans le rangement de la bouche ; en effet les dents peuvent être trop pressées, et alors si bonnes qu'elles soient, ce resserrement préjudicie à leur durée, elles sont alors sujettes à la carie. Si, sans être pressées, elles sont mal rangées, alors nouvel inconvénient, elles s'ébranlent les unes et les autres par les mouvemens que fait la mâchoire inférieure.

Cette visite une fois faite, on se conformera à l'ordonnance du dentiste, puis les parens recommanderont surtout aux enfans de ne rien briser avec leurs dents. N'ai-je pas reçu dernièrement la visite d'une mère qui me présenta son enfant âgé de onze ans, et qui, par forfanterie, s'était cassé une molaire en voulant briser une bille de marbre.

On évitera aussi de donner trop de sucreries, leur viscosité s'attache aux gencives, en ferme les pores et y laisse un sel corrosif pernicieux. Il ne faut pas non plus que les jeunes gens mangent des acides et des fruits verts, leur âcreté aigrit la lymphe et corrode les gencives.

Une recommandation toute particulière que les parens doivent faire aux maîtres de pension où leurs enfans sont élevés, c'est d'exiger que chaque matin l'enfant se rince la bouche avec de l'eau fraîche, puis il se frottera avec une petite brosse les dents intérieurement et extérieurement, depuis la gencive jusqu'à leur extrémité, et non transversalement comme on a l'habitude de le faire, car alors loin de chasser le tartre, on l'introduit entre les dents, ce qui préjudicie à leur partie latérale.

On doit exiger également que l'enfant se rince la bouche à la fin de chaque repas après s'être servi d'un cure-dent de plume, ces soins si faciles affermissent et entretiennent les dents blanches, fortifient les gencives et les font recroître, guérissent celles qui sont sujettes à saigner et rendent l'haleine douce.

Ainsi, pour procurer un bel ordre aux dents, il suffit que le dentiste, chargé de gouverner la bouche d'un enfant, le prenne à l'âge de sept ans jusqu'à quatorze ou quinze ans, et qu'il ait soin de la visiter seulement tous les trois mois. Le gouvernement a si bien compris l'importance de ces soins que, dans tous les colléges royaux et institutions publiques, un dentiste est attaché à chaque établissement et visite la bouche des élèves tous les trimestres.

Certes, si chaque personne avait dès son jeune âge reçu les soins du dentiste, on ne verrait point tant de personnes se plaindre des souffrances inouïes qu'une ou plusieurs dents leur font éprouver.

Maintenant que nous avons indiqué aux mères les moyens de préserver leurs enfans, non-seulement d'une mauvaise dentition, mais aussi du mal de dents si insupportable, si cruel et surtout si tenace, occupons-nous des personnes qui ont eu le malheur d'être négligées étant enfans ; faisons-leur connaître les moyens de combattre, de détruire la douleur ; les remèdes et les soins qu'elles doivent mettre en usage pour conserver les dents bonnes qui leur restent, et faire disparaître le mal de celles qui sont atteintes.

On voit beaucoup de gens arrivés à vingt ans et n'avoir point encore eu recours au dentiste, bien qu'une construction vicieuse dans la disposition des dents eût dû les engager à visiter le praticien. Pour avoir attendu trop longtemps, on voit surgir plusieurs dents mal rangées au lieu d'une seule, le dentiste se trouve alors contraint de multiplier les opérations pour remédier à ce désordre. Aussi convient-il aux adultes, aussitôt qu'ils s'aperçoivent qu'une dent se gâte ou est mal rangée, de voir le dentiste ; le mal est plus aisé à guérir dans son origine, c'est au premier moment qu'une dent devient malsaine ou paraît prendre une mauvaise direction, qu'il faut s'occuper à y porter remède.

Combien ne voyons-nous pas de vieillards être privés de toutes leurs dents, et cela par la négligence qu'ils ont apportée dans le cours de leur vie; il arrive que les dents, après s'être usées plus ou moins, après avoir éprouvé plus ou moins d'accidens, tombent, les mâchoires se rapprochent, alors la face, diminuée de la hauteur des dents, se raccourcit, ce qui fait dire aux enfans qui remarquent chez les vieilles gens le menton saillant à la figure, qu'elles ont *un menton à la galoche*, le bord alvéolaire, dégarni de dents, éprouve alors de grands changemens par la mastication; le fond des cavités dentaires s'obstrue, leurs parois se rapprochent, les alvéoles finissent par disparaître tout-à-fait, et les gencives finissent par suppléer quoiqu'imparfaitement aux dents qui ont disparu. Mais que de souffrances, que d'instans douloureux avant que les gencives aient assez de fermeté pour fonctionner, et alors que de privations encore! que de soins, que de tourmens!

Les personnes qui suivront les préceptes que nous donnons dans ce petit ouvrage éviteront, nous pouvons l'affirmer, de tomber dans pareil malheur.

RÉGIME A OBSERVER POUR LA CONSERVATION DES DENTS.

Les dents étant saines et bien rangées, il faut peu de soins pour les conserver dans cet état : se nétoyer la langue le matin afin de la décharger de l'humeur qui s'y forme la nuit, ôter avec le cure-dent le limon qui s'est attaché aux dents pendant le sommeil, afin que l'eau passe librement dans l'intervalle des dents, se frotter avec une brosse douce les dents de bas en haut, et se rincer la bouche avec de l'eau dans laquelle on mettra quelques gouttes d'eau de Cologne ou quelques gouttes de l'élixir de l'auteur, qui n'est pas plus dispendieux. Cette habitude prise ne coûte plus rien; si au contraire on la néglige, ne fut-ce qu'un jour, elle occasionne une incommodité qui bientôt devient inquiétante.

Il convient aussi de bien broyer les alimens; la digestion se faisant alors plus facilement, n'occasionne aucune vapeur malsaine et ne laisse point ce limon qui, s'amassant, forme une couche qui se durcit, et devient non-seulement pernicieux aux dents, mais encore aux gencives.

Il ne faut pas non plus faire un trop fréquent usage de viandes et de poissons salés, et surtout de mets trop épicés, car alors un limon continuel se forme, fait naître le tartre qui altère l'émail des dents et détruit bientôt la gencive. Il est bon, après chaque repas, de se nétoyer la bouche pour enlever les substances alimentaires qui y restent; quelques personnes frottent leurs gencives et leurs dents avec un linge, et croient enlever ainsi la malpropreté ; c'est une grande erreur : ce moyen, loin d'être favorable à la conservation et à la propreté des dents, leur est très-nuisible, parce que le frottement fait avec le linge ne fait qu'entasser le tartre dans les ruisseaux qui séparent les dents.

Si ces conseils sont donnés aux personnes qui ont les dents intactes et bien rangées, à plus forte raison doivent-ils être suivis par les personnes qui portent des dents artificielles, car si elles les négligeaient, ces pièces se couvriraient de tartre, s'altéreraient et, par leur séjour dans la bouche essentiellement chaude et humide, elles deviendraient le foyer d'une odeur infecte et repoussante.

Nous avons dit que l'eau corrigée de quelques gouttes d'eau de Cologne suffisait pour entretenir la bouche dans un état continuel de propreté et de fraîcheur. Il faut, quand les gencives sont blanchâtres et saignantes, augmenter la dose de la liqueur spiritueuse, afin de donner du ton aux parties molles et et débiles; il conviendra alors de mettre un quart d'eau-de-vie dans un verre d'eau ou de notre élixir. Ce remède que nous indiquons est, selon nous, le plus simple et le plus convenable, s'il n'est pas le plus énergique. Ceci nous amène naturellement à parler des diverses poudres et élixirs employés jusqu'à ce jour; quelques-uns peuvent être conservés, les autres rejetés.

On a employé *le quinquina*, *le charbon*, *la suie*, *l'iris*, *le tabac*, *le pain brûlé*; ces dentifrices, nous le reconnaissons, ne sont pas nuisibles, mais apportent-ils une amélioration à la bouche? les dents deviennent-elles plus blanches et plus solides? les gencives plus roses et plus fermes? Il n'en est malheureusement rien, ces paliatifs fatiguent sans porter remède. *Le charbon, la suie, le pain brûlé* n'altèrent point l'émail des dents, mais dans le frottement ces poudres s'introduisent dans les ruisseaux qui séparent les dents, et les font paraître long-temps gangréneuses. *L'iris, le tabac, le quinquina* raffermissent plus énergiquement les gencives, mais jaunissent à la longue l'émail de la dent.

Le sel marin (muriate de soude) se dissout promptement, conserve toute la blancheur des dents sans attaquer l'émail, c'est à notre avis le plus simple et le meilleur dentifrice.

On pense bien qu'il nous serait facile de créer mille remèdes, de multiplier cent formules, de fabriquer un mélange hétérogène de plusieurs poudres, de plusieurs liqueurs pour n'en former ensuite qu'une seule à laquelle nous n'eussions pas été embarassée de donner un nom extraordinaire, mais cela eut senti le charlatanisme, et le lecteur a pu voir qu'avant tout notre intention est d'être utile, et non de prétendre à un esprit incompris toujours ridicule. C'est dans cette pensée que nous avons indiqué les dentifrices d'une efficacité depuis long-temps éprouvée.

Il y a encore d'autres spécifiques composés, ceux-là exigent non-seulement une préparation plus compliquée, mais demandent un temps plus long.

Ainsi, lorsque les gencives sont décolorées, blafardes, les dents chancelantes et jaunâtres, rien n'est souverain pour fortifier ces parties faibles comme *le quinquinaqua*, *la myrrhaqua*. Ces élixirs composés par l'auteur peuvent l'être par toutes personnes ; il suffit de laisser tremper dans l'eau-de-vie, pendant plusieurs jours, du quinquina ou de la myrrhe, ou même du cachou; on obtient après ce délai une teinture qui raffermit les dents, donne aux gencives la couleur rose qu'elles avaient perdue, fait disparaître la teinte jaunâtre et laisse la bouche dans un parfait état de fraîcheur.

Cet élixir ainsi disposé ne doit être employé que lorsque les dents auront été nétoyées avec de l'eau et une brosse douce; puis on tiendra le plus longtemps possible dans la bouche l'élixir préparé, ayant le soin de l'agiter par un flux et un reflux.

Nous terminons en recommandant l'usage de la brosse douce. C'est une recommandation que nous ne pouvons trop faire, les crins des brosses doivent être d'autant moins durs que les gencives sont plus molles. J'ai donné mes soins à des gens qui s'imaginaient qu'il était bon et salutaire de faire saigner les gencives chaque fois que la brosse était en usage ; c'était une grave erreur, car la brosse rude, outre qu'elle dégarnit les dents, use tout-à-la-fois la dent et la gencive.

On fait aussi grand usage de brosses aux extrémités desquelles se trouvent du crin d'une part et une éponge de l'autre. Cette éponge est le plus pernicieux de tous les remèdes : l'éponge n'est qu'un tampon qui pompe l'humidité et laisse le limon dans les interstices des dents. Le mode le plus simple et le meilleur est de se servir d'une brosse douce, qu'on fait agir de bas en haut pour empêcher tout dépôt entre les ruisseaux qui séparent les dents.

Les préceptes que nous venons de donner tendent à la conservation des dents, et pour les conserver saines il faut prévenir le mal. Ainsi, on a vu des personnes perdre en quelques années leurs dents, et cela non pas comme le disent les bonnes gens, si c'est une femme, qu'elle a perdu ses dents à la suite d'un accouchement, et si c'est un homme, parce qu'il fume.

Ces accidens sont tout simplement la suite d'imprudences que nous allons signaler et qu'il sera bien facile d'éviter.

En 1839, une dame de Montreuil, remarquable par la beauté de ses dents qu'elle soignait imparfaitement, perdit à la suite d'une couche huit dents, les autres de blanches qu'elles étaient devinrent jaunes; elle me consulta, m'apporta les dents tombées, et lorsque je lui demandai comment elle avait été soignée, j'appris que le lendemain de sa couche on lui avait fait boire du vin sucré extrêmement chaud, boisson qu'elle continua pendant deux jours. A la suite de ce remède les dents prirent une teinte jaunâtre, vacillèrent, et quelques-unes tombèrent; cela s'explique naturellement, on sait qu'une femme en couche passe alternativement du froid au chaud, et ce passage subit a occasionné à cette jeune femme ce désordre toujours pénible à réparer. Ainsi il ne faut jamais prendre des boissons chaudes lorsque le corps est froid, ni prendre non plus, comme cela se pratique dans nos restaurans à la mode, des boissons à la glace à la suite d'un potage ou de tout autre mets sortant du feu.

Il ne faut pas non plus, lorsqu'on sort du lit ou qu'on a chaud, se laver la tête à l'eau froide, ni teindre les cheveux ou chercher à faire disparaître les taches de la figure, ces moyens répercussifs ne s'obtiennent qu'au détriment de l'intérieur. J'ai vu un monsieur qui dernièrement vint me trouver, se plaignant d'une douleur sourde et insupportable aux molaires; ce monsieur, bien qu'âgé de cinquante ans, avait les dents parfaitement conservées; je visitai la bouche, les dents étaient intactes; je lui demandai s'il n'avait point fait usage de pommade pour ses cheveux, ou s'il ne s'était point servi de substance astringente : j'appris que la veille il s'était teint les favoris, je lui donnai le remède que je crus convenable, lui annonçant que s'il continuait à se servir de pareille substance, il perdrait ses dents ; il m'assura, et je le crois, qu'il préférait ses dents à ses cheveux, et qu'il n'emploierait plus semblable moyen.

Les causes externes qui altèrent et qui enfin dégradent les dents sont en très-grand nombre : les plus ordinaires sont l'usage d'alimens trop froids ou trop chauds, les diverses impressions de l'air, tous les efforts qu'on fait faire aux dents, et qui en affaissent les fibres ou en font souvent éclater le corps, les vapeurs de l'estomac et des poumons qui, en s'élevant, forment un limon funeste aux dents, les restes des alimens qui séjournent dans leurs interstices et qui se corrompent ; il est encore très-nuisible aux dents de trop se dégarnir la tête et de s'exposer au serein, ainsi que de dormir la tête nue, c'est de là que proviennent bien des fluxions; d'autre part les ingrédiens dont on use pour se conserver les dents, leur sont quelquefois très-contraires, il en est de même de quelques remèdes qu'on emploie pour en calmer la douleur, tels que l'encens, l'eau-forte et autres caustiques qui gâtent toutes les dents qu'ils touchent, ce qui fait voir combien il est important de ne point faire de remèdes qui ne soient bien connus ou prescrits par un dentiste expérimenté. L'usage excessif des sucreries contribue aussi à la destruction des dents ; cet accident est presqu'inévitable à toutes les personnes qui manient ou travaillent les métaux, comme le cuivre, le vif-argent et le plomb, parce qu'il s'en détache toujours des particules arsenicales et corrosives qui s'attachent aux dents; enfin le peu de soin qu'on a de sa bouche, et la négligence à nétoyer, ainsi qu'à faire de temps en temps visiter ses dents, causent insensiblement leur dégradation.

Le moyen de prévenir la carie des dents est de se nétoyer chaque jour la bouche; il faut donc, dès le matin, enlever avec un tuyau de plume tout ce qui peut s'être arrêté dans les interstices des dents, ensuite gratter sa langue, et passer dans sa bouche une petite éponge trempée dans de l'eau tiède, où l'on aura mis trois ou quatre gouttes de quelque eau balsamique; on porte cette éponge sur les gencives en appuyant un peu, et on la ramène à plusieurs reprises jusqu'à l'extrémité des dents, en dedans et en dehors de chaque mâchoire. Cette opération se fait successivement sur toutes les dents, et on retrempe de temps en temps l'éponge dans l'eau ; par ce moyen on fait sortir le limon qui s'est introduit sous les gencives et dans les intervalles des dents. Si, après y avoir passé l'éponge, il y restait encore du limon, on l'emporte aisément avec la pointe ou le gros bout du cure-dent.

La propreté demande encore quelque soin après le repas, c'est l'affaire du cure-dent de rechercher les restes de la mastication qui peuvent être entre les dents, et on se rince la bouche avec de l'eau tiède. Cet usage, qu'il est aisé de convertir en habitude, doit n'être jamais négligé.

Quelques personnes s'imaginent que le cure-dent et l'éponge sont capables de déchausser les dents, rien de plus innocent au contraire, et d'un usage plus indispensable, car on aura beau se rincer la bouche ou s'essuyer les dents, on ne fera pas sortir le limon qui s'engage et s'amasse dans leurs interstices; or les particules de limon que l'eau n'a point détachées, s'attachent aux dents vers la racine, s'y durcissent et compriment les gencives. A mesure que l'amas s'augmente, il les engorge et les détruit, c'est alors que les dents se déchaussent et bientôt s'ébranlent; de plus quand le limon est acide, il pénètre et ronge la dent même; enfin le séjour du limon ôte la fraîcheur de la bouche, et lui donne tôt ou tard une mauvaise odeur.

D'autres personnes ont pour principe qu'il est dangereux de faire saigner les gencives, mais le danger n'est évident que quand on les fatigue trop, car lorsqu'elles sont surchargées de sang, son séjour seul peut lui faire contracter un vice capable de gâter les dents, ou du moins de les déchausser et de les ébranler. Il est donc à propos de les dégorger avec un cure-dent de plume bien délié et une éponge fine, afin que les petits vaisseaux que sa plénitude obstruait, reprennent leur cours et leur ressort.

Les personnes replètes sont d'ordinaire les plus sujettes à avoir les gencives engorgées ; elles doivent donc avoir l'attention de les faire saigner de temps en temps; il en est de même des personnes âgées : leurs gencives, dontla conservation est si nécessaire à celle des dents, sont presque toujours surchargées de sang, parce que les liqueurs ont perdu de leur fluidité naturelle, et que la contraction des artères se fait d'autant plus difficilement que leurs parois étant plus épais et moins élastiques, ils contribuent encore à ralentir la circulation ; aussi c'est pour eux une nécessité d'évacuer le superflu du sang qui croupit dans leurs gencives.

Une attention que tous les dentistes doivent encore recommander, est de ne jamais se rincer la bouche avec de l'eau trop froide, ou d'y faire succéder tout d'un coup rien de trop chaud, soit alimens, soit boissons, parce que ces deux extrémités y causent toujours du désordre, l'une en raréfiant et en dilatant, l'autre en coagulant les liqueurs qui circulent dans les vaisseaux dentaires.

On doit être fort réservé dans l'usage des sucreries quelles qu'elles soient, et lorsqu'on en a mangé, pour enlever le suc vicqueux qui s'attache aux dents, et dont l'acidité les gâte, il faut se bien rincer la bouche avec de l'eau tiède.

Il faut absolument s'abstenir de casser avec les dents les fruits durs et tout ce qui a de la résistance, comme les noix, noisettes ou noyaux, à peine d'en affaisser les fibres osseuses, d'y occasionner des éclats, et conséquemment la carie, en un mot de s'exposer à les fêler, à les casser même, ou du moins à les ébranler et à les luxer.

Il n'est pas moins dangereux d'employer indistinctement toutes les drogues que débitent les charlatans, sous les noms d'opiats, de corail en poudre, de liqueurs anti-scorbutiques, balsamiques et autres; ces drogues dont les distributeurs vantent ordinairement la vertu, soit pour ôter la douleur des dents et les empêcher de se gâter ou de se déchausser, soit pour en faire recroître les gencives, détruisent immanquablement à la fin les unes et les autres; ainsi l'on ne doit absolument se servir que des opiats préservatifs, et autres remèdes composés et appliqués à propos par un bon dentiste.

Il y a d'ailleurs, pour éviter la perte ou l'altération des dents, certaines précautions dont on ne peut trop inculquer l'usage. Il s'agit: 1° de ne point s'exposer, en sortant d'un lieu chaud, à un air trop froid, sans se bien garnir la tête; quelques personnes portent du coton dans les oreilles et s'en trouvent bien ; 2° de ne pas s'exposer non plus au serein, de ne pas dormir la tête nue, d'éviter les vents coulis et les lieux humides ou marécageux. Par cette attention sur soi-même, on évitera bien des fluxions, dont la plupart proviennent de quelqu'une de ces causes. Passons aux moyens de prévenir ou de détruire les causes internes qui gâtent les dents.

La première chose à observer pour la conservation des dents ainsi que pour la santé du corps, est un bon régime, de la sobriété, des alimens sains et de facile digestion sont la base de ce régime ; c'est la mastication qui prépare la digestion des alimens, il faut donc les bien moudre et les bien broyer avant la déglutition, afin qu'il s'en forme un chyle doux, fluide, et qui passe sans embarras dans le sang, pour nourrir et vivifier toutes les parties du corps, car quand les alimens ne sont pas suffisamment broyés dans la bouche, l'estomac ne saurait les cuire ni les digérer aisément; si, d'un autre côté, on le surcharge et si on lui donne des alimens de difficile digestion, le chyle qui en résulte est grossier, épais, chargé plus ou moins d'acides, et devient par conséquent la source de différentes maladies; or les dents ne tardent pas à s'en ressentir, soit par la corruption du fluide qui circule dans les vaisseaux, soit par l'effet des vapeurs qui s'élèvent de l'estomac et des poumons, soit par l'âcreté de la pituite ou par la viscosité de la salive, toutes dispositions vicieuses dont se forme un limon acide qui gâte et ébranle les dents. Le moyen de les éviter est de faire un exercice modéré, de ne point ni trop veiller ni trop dormir, de tempérer ses passions, de ne point user avec excès de laitage, de légumes, ni de viandes ou de poissons salés, parce que ces sortes d'alimens ne produisent pas un bon chyle.

Ceux qui se trouvent attaqués de quelqu'affection scorbutique ou vénérienne doivent promptement travailler à la détruire, et ne point différer à se mettre entre les mains d'habiles gens dont on ne manque point à Paris ; les personnes ou replètes ou cacochymes ne doivent point non plus négliger les remèdes généraux que leur prescrira la nature de leurs dispositions ; ils auront recours au dentiste lorsqu'il s'agira de dégorger leurs gencives pour les débarrasser du sang superflu ou de la lymphe acide qui peut altérer les dents. La saignée est aussi de temps en temps nécessaire aux femmes enceintes, tant pour la conservation de leur fruit que pour leur faire supporter plus aisément le fardeau de la grossesse, et pour empêcher que le sang menstruel qui se trouve retenu chez elles ne se porte aux dents, ne les gâte et n'y produise de vives douleurs, comme il arrive ordinairement; les femmes qui cessent d'être réglées, étant parvenues à ce temps critique, doivent aussi se faire saigner et purger de temps en temps pour empêcher que le sang ne se porte abondamment aux gencives, et qu'en les gonflant il n'y cause des fluxions et même la carie, ou qu'il ne les fasse périr par le seul ébranlement.

Les dents se gâtent de deux manières: de l'intérieur à l'extérieur et de l'extérieur à l'intérieur; la carie qui commence par affecter l'émail est produite par quelque cause externe: on s'en apercevra de soi-même si ce sont quelques dents apparentes que la carie ait attaquées en d'autres endroits que dans les parties latérales; mais si c'est une dent reculée au fond de la bouche, on ne l'apercevra pas aisément, que lorsque la maladie aura fait des progrès considérables.

Si, après n'avoir rien observé du régime et de la conduite que j'ai prescrits pour la conservation des dents, on néglige encore le secours du dentiste, ou si l'on n'y a recours que quand la carie est parvenue au ca al, et que le mal se fait sentir, alors le nerf à découvert se trouve plus ou moins irrité suivant le degré d'acidité de l'humeur viciée qui s'y porte, ou suivant que le limon, la salive et les alimens qui y séjournent, s'y corrompent, pourissent la dent et la détruisent complètement. Lorsqu'il y a quelque temps que les dents font mal, qu'on y a senti des élancemens, et qu'on a négligé de recourir au dentiste dès que la rugine est introduite, elle fait d'ordinaire évacuer un abcès qui se trouve, soit dans le cordon, soit dans le canal, et la matière de cet abcès est sanguinolente lorsqu'elle n'est pas assez cuite, mais aussitôt que le fluide est sorti, le malade est soulagé.

Si l'abcès est bien formé, le cordon se trouve alors ordinairement tout-à-fait détruit, mais s'il n'y a qu'un engorgement et un gonflement, on tâche à l'instant de le détruire par le trépan ou par le cautère actuel qu'on insinue jusqu'au fond du canal; il est rare alors qu'on soit obligé d'y retoucher de huit ou dix jours, si ce n'est pour plomber la dent après en avoir ôté le coton.

Lorsque la dent ne fait plus de mal, que le cordon en est détruit et que le canal est vidé, il faut garnir exactement la dent avec des feuilles d'or ou de plomb, et cette dent se conservera nombre d'années ; il arrive cependant quelquefois que la dent, quoique bien plombée, devient douloureuse.

C'est alors le périoste qui cause le mal, et non le nerf qui n'existe plus; il survient même assez souvent la première année une fluxion plus ou moins considérable suivant les dispositions du sujet, et qui se termine ordinairement par quelque petit abcès dans la gencive, mais à la moindre issue qu'on donne à la matière qui le forme, le malade se trouve guéri, il ne reste alors qu'un petit bouton fistuleux qui va et vient, mais qui n'a rien de dangereux, et on est quitte des douleurs de cette dent. Toutes les dents dont on a détruit le nerf sont sujettes à produire cet effet; cependant il faut observer que quand, après la destruction des nerfs, il se forme quelque petit dépôt dans les gencives, les dents sont alors ordinairement exemptes de fluxion, au moyen du petit bouton fistuleux dont je viens de parler.

Les personnes qui ne voudront pas se soumettre à la guérison de leurs dents par la voie de la rugine ou du cautère, et qui voudront s'en tenir à l'application des essences pour éviter certaines douleurs passagères, courent risque de s'en préparer de très-longues, surtout aux dents de la mâchoire supérieure, où par leur position l'essence ne peut jamais pénétrer assez profondément. Il est d'ailleurs incertain de pouvoir les guérir par la simple application du remède, parce que le nerf est quelquefois retiré vers le fond du canal, et qu'on ne peut guères compter sur l'efficacité des essences, même aux dents de la mâchoire inférieure, quoique leur pente naturelle favorise l'action des liqueurs. En effet, on voit assez souvent qu'après avoir fait usage de ces essences pendant six mois, et même des années entières, il en faut venir à l'extraction des dents. Cependant lorsqu'on peut gagner un temps si considérable, on les conserve pour la plupart et on parvient à les plomber sans douleur, soit que les nerfs aient été détruits par l'essence, par la force du mal et par les fluxions qui surviennent pendant l'application des remèdes, et qui, en gonflant le cordon, le font assez souvent périr, soit que l'humeur acide qui produit les douleurs ait cessé de se porter aux parties nerveuses, ou les ait détruites ; enfin, après avoir bien souffert et avoir supporté le mal avec plus ou moins de patience, on se trouve insensiblement guéri; mais il arrive quelquefois, par les dispositions du sujet ou par la grande acidité de l'humeur, qu'on est forcé, par la violence du mal, de sacrifier la dent. Il faut cependant observer que les essences et toutes les liqueurs spiritueuses, étant résolutives dans le cas d'inflammation et d'engorgement du cordon, elles peuvent les résoudre et les dissiper, ce qui soulage le malade pour quelques momens. De plus, les essences sont un peu caustiques et dessicatives, en sorte que si le nerf est déjà entamé ou excorié, soit par la rugine, soit autrement, elles peuvent mordre davantage et le détruire plus promptement, mais il faut que le malade soit patient, et qu'il puisse supporter les douleurs très-vives que fait quelquefois le nerf avant que de périr.

Toutes ces causes qui produisent de vives douleurs, rendent la destruction des nerfs difficile et quelquefois impraticable, ce qui oblige d'ôter la dent pour tranquilliser le malade; cependant si cette dent n'est point tout-à-fait gâtée et si elle peut tenir le plomb, il faut la conserver, tant pour la mastication qui est une fonction essentielle, que pour empêcher les joues de creuser et prévenir la perte des dents de devant; car lorsqu'on est privé des molaires, le choc des dents de la mâchoire inférieure sur celles d'en haut fait qu'elles s'ébranlent réciproquement et qu'elles s'usent les unes les autres. En général on ne peut trop s'attacher à chercher tous les moyens possibles d'éviter l'extraction des dents quelles qu'elles soient et en quelqu'état qu'elles se trouvent. Si la dent gâtée est une dent de devant, il faut toujours la conserver, en détruisant les parties nerveuses par tous les moyens dont on a parlé.

Lorsqu'une incisive ou une canine est tellement gâtée qu'elle en est noire et difforme, si on est forcé de l'ôter par la seule douleur qu'elle produit sans aucune autre maladie à la gencive ou à l'alvéole, il faut au moins ménager sa racine pour y ajouter une dent à tenon. On doit faire la même chose lorsqu'il reste une racine dont la dent s'est détachée, soit par l'effet de la carie, soit par quelque chûte ou autre accident. On voit assez souvent, comme je l'ai dit, qu'après une fluxion violente et un dépôt dans la gencive produit par une dent gâtée, aussitôt que la matière est évacuée la dent ne fait plus aucun mal, mais devient de temps à autre un peu molle, un peu douloureuse, ce qui ne dure pas long-temps, et même assez souvent n'empêche point de manger sur cette dent ou sur la racine. Dans ce cas il faut retrancher avec la rugine et avec la lime la portion de la dent ou de la racine qui est affectée, la séparer de la dent voisine qu'elle gâterait infailliblement, et la bien plomber. Bien des personnes qui ont eu plusieurs dents cassés, en ont conservé les racines qui leur rendent de bons services et presqu'autant que les dents, il ne faudrait donc ôter ces racines que quand elles sont devenues trop douloureuses; or, en ce cas, quand une personne veut se faire ôter des dents, ou seulement des racines, parce qu'elles font dans sa bouche un effet désagréable, ou dans la crainte qu'elles n'en gâtent d'autres, le dentiste doit lui représenter le tort qu'elle peut se faire, attendu qu'il y a des moyens pour empêcher que les racines ou les dents gâtées n'affectent leurs voisines, outre qu'il y a certaines dents gâtées et certaines racines desquelles cet effet n'est point à craindre.

Enfin il faut qu'un bon dentiste n'ôte les dents que dans le cas où leur extraction est absolument nécessaire, et après avoir mis en usage tous les remèdes différens, toutes les opérations qui peuvent en procurer la conservation. Quand j'ai insisté sur l'importance qu'il y a de conserver les molaires, on doit à plus forte raison sentir combien il est utile de conserver les dents de devant.

DES MALADIES DES GENCIVES.

Les maladies des gencives comprennent : le gonflement, l'époulis ou accroissement, le paroulis ou abcès, les ulcères, les fistules, le scorbut, la gangrène et le sphacèle.

Le gonflement des gencives est causé par une infiltration d'humeur qui produit tension, allongement et gonflement, cette maladie est de peu de conséquence.

Les excroissances surviennent après quelqu'excoriation ou ulcération des gencives, produite par un vice de l'humeur sébacée qui suinte des glandes ou lacunes des gencives; cette humeur venant à s'épaissir séjourne dans les glandes qui la contiennent, les grossit, et donne lieu à des tubercules et aux compulsions des veines voisines, ensuite devenant plus âcre, elle ronge et déchire ses propres réservoirs après les avoir endurcis, ce qui forme aux gencives des ulcères, des abcès, des suppurations ulcéreuses, et occasionne des douleurs, des ébranlemens, des caries, des chûtes des dents, surtout lorsque le pus gagne la membrane qui tapisse le parois intérieur de l'alvéolc, et qui revêt les racines des dents.

L'épouiis, ainsi nommée des Grecs, est une véritable excroissance de chair, ou une espèce de tubercule particulière à la gencive, elle est souvent douloureuse et accompagnée de fièvre ; cette excroissance vient d'une plaie, d'un ulcère ou d'une simple ulcération des gencives occasionnée par le vice du sang, par celui des sucs qui en arrosent la substance.

Le paroulis ou abcès des gencives se manifeste ordinairement entre les gencives et la partie inférieure de la joue ; il s'annonce par une inflammation que produit la carie de quelques dents, celle de l'alvéole ou quelque coup ; il peut provenir aussi d'un sang bilieux et échauffé ou d'une pituite âcre et vicieuse, ou d'un vice de l'humeur sébacée dont nous avons déjà parlé. L'une ou l'autre de ces causes suffit pour irriter les esprits animaux et nuire à leur circulation, ainsi qu'à celle des liqueurs qui coulent dans les vaisseaux des gencives et dans ceux de leurs parties voisines, que leur engorgement fait gonfler au point que souvent elles se rompent, d'où il arrive que l'humeur s'épanche et forme cette tumeur plus ou moins profonde, dont la matière corrosive ronge et détruit l'os maxillaire, et ses enveloppes membraneuses et nerveuses; cette tumeur ou abcès se refond souvent, mais lorsqu'elle abonde en sang épais et grossier, elle vient à suppuration.

Les ulcères des gencives proviennent du vice de la mucosité de la bouche, de celui du sang ou de la salive dépravés, d'une érosion ou éruption, ou d'une cause vénérienne; ils peuvent aussi être produits par les affections scorbutiques. Les ulcères vénériens sont de figure ronde, presque toujours calleux et fort longs à guérir; les ulcères scorbutiques sont angulaires et souvent sans callosité.

La fistule est ainsi nommée par la ressemblance que son orifice et son sinus ont avec l'embouchure et la cavité de la flûte, appelée en latin *fistula*. La fistule des gencives est un ulcère dont l'orifice est étroit et le fond fort spacieux, on y trouve souvent des sinus caverneux, des callosités, des duretés et des caries qui détruisent l'os maxillaire jusqu'au sinus; j'ai guéri plusieurs fistules qui perçaient la joue. Cette maladie est souvent l'effet du vice des liqueurs qui arrosent la bouche, de l'époulis, du paroulis, d'un ulcère, d'un abcès, d'une fluxion, d'une tumeur négligée ou maltraitée, ou enfin de la carie des dents.

Souvent les causes vénériennes et le sang corrompu par les virus produisent à la membrane pituitaire des polypes fongueux et des ulcères calleux ou carcinomateux, et des pustules qui occasionnent des ozènes et des ulcérations malignes, d'où il arrive que les lames spongieuses des narines, et les os triangulaires du nez et le vomer sont rongés ou détruits par la carie. J'ai vu de ces sortes de polypes et des carcinomes remplir le sinus maxillaire par leur gonflement, et former une forte pression à la joue, d'où s'en suivaient des douleurs si vives que les malades se déterminaient à se faire tirer du côté malade plusieurs molaires supérieures qui n'étaient nullement cariées. Des gens peu versés dans cet art les soupçonnaient être la cause de ces maladies qu'ils caractérisaient de fluxions, occasionnées par la prétendue carie de ces dents que l'âcreté du sang, de la lymphe et des liqueurs qui arrosent la bouche avaient noircies; il résulta de l'extraction de ces dents que ces excroissances passèrent du sinus maxillaire par les alvéoles, et formèrent des masses fongueuses et carcinomateuses, qui effrayèrent si fort les malades et les dentistes de la province, qu'on me vînt chercher pour remédier à ces inconvéniens. Je fis les opérations nécessaires j'administrai les remèdes convenables à ces sortes de maladies. Je m'étendrai plus au long sur cette matière dans le recueil de mes observations.

Le scorbut est moins une maladie simple qu'une complication de maladies qui ont pour cause l'altération et l'épaississement du sang et de la lymphe, chargés l'un et l'autre d'un sel grossier ; les fluides acquièrent ce vice par la respiration d'un air marin extrêmement froid ou trop renfermé, ou par le grand usage des alimens salés, secs et de mauvaise qualité, et par l'abondance du vin, de la bonne chère.

Cette maladie attaque communément les gens de mer ou ceux qui, dans le cours d'une longue navigation, sont réduits à l'usage des alimens salés et qui tiennent des mauvaises qualités de l'air. Les peuples qui habitent l'Angleterre, la Hollande, la Suède, la Norwège, les côtes de la mer septentrionale, les lieux froids et trop aquatiques, sont très-sujets au scorbut, ainsi que les personnes mélancoliques ou attaquées d'affections hypocondriaques et d'affections hystériques.

Le scorbut commence par la dépravation des sucs de l'estomac, qui ne sont plus assez subtils pour pénétrer les alimens et faire une bonne digestion, en sorte que le chyle, devenu âcre et salin, souffre des fermentations violentes et vicieuses dans les premières voies, ce qui cause d'abord des maux de cœur, des rapports, des gonflemens et souvent des coliques. Le sang et la lymphe s'épaississent ensuite et se chargent peu à peu de sels grossiers, dont le mélange vicieux nuit à leurs fonctions naturelles, forme des obstructions, aigrit la salive, rend les gencives douloureuses, les enflamme et les fait gonfler; le sang et la lymphe épaissis distendent excessivement la partie membraneuse des gencives, et en déchirent les vaisseaux et les fibres. Elles deviennent, par ce moyen, sujettes à saigner pour peu qu'on les touche, et même à des hémorragies considérables après l'extraction des dents.

Cette maladie occasionne de grandes démangeaisons aux gencives, les détache des dents, et les rend fongueuses ou remplies d'ulcères qui jettent une humeur sordide et très-puante, quelquefois elles sont attaquées de la gangrène et du sphacèle dont nous parlerons ci-après.

La dépravation du sang scorbutique,

l'âcreté et les parties salines de la lymphe rongent les fibres et les vaisseaux, et causent un épanchement de liqueurs corrosives et scorbutiques qui carient les dents, les alvéoles et les os maxillaires, à proportion de la quantité et du progrès des humeurs, d'où il s'ensuit que la carie de l'os de la mâchoire devient quelquefois si considérable, que l'exfoliation emporte une grande partie de l'alvéole et du corps de l'os maxillaire, ce qui met le sinus à découvert et produit des fistules très-difficiles à guérir.

Le sang et la lymphe scorbutiques, ne pouvant procurer aux esprits la facilité de se diviser en suffisante quantité pour en retenir les parties dans leur tension et dans leur équilibre ordinaires, occasionnent par là des faiblesses, des abattemens, des lassitudes, des langueurs; lorsque le mal est invétéré, il dégénère en phthisie, en hydropisie et même en apoplexie.

Dans la gangrène, la gencive qui était ferme et tendue devient molle, lâche, brune, froncée et presqu'insensible, la membrane s'affaisse de plus en plus, cède à l'impression du doigt et se couvre d'ampoules ou de vésicules remplies d'une sérosité jaune et rouge, dont la base est noirâtre.

Dans le sphacèle, la gencive devient livide, noire, fétide, sans sentiment, sans chaleur et sans pulsation, elle se détache des dents et des alvéoles, tombe en mortification et rend une odeur cadavéreuse. Ces maladies détruisent les nerfs qui portent le sentiment aux gencives, ainsi que les artères, les veines et les vaisseaux lymphatiques qui servent à la circulation du sang et de la lymphe, dont cette partie est arrosée, et elles rongent les filets tendineux qui forment le tissu de la gencive.

Mais sans m'arrêter à décrire les causes internes et externes qui occasionnent ces maladies, je vais parler seulement de deux principales.

La première cause de la gangrène est l'inflammation ou l'amas du sang et de la lymphe qui gonfle et distend excessivement la gencive, qui déchire et détruit les vaisseaux et les fibres; la seconde est l'œdème ou l'amas et le séjour d'une lymphe trop âcre et extrêmement salée, qui, par sa sérosité, relâche d'abord les fibres les plus délicats et les vaisseaux les plus fins, et qui ensuite les déchire et les ronge par l'âcreté des parties salines dont elle est chargée. L'action de la première cause agit plus vite que la seconde, mais plus superficiellement. Lorsqu'elles sont réunies, elles font des progrès rapides et attaquent en peu de temps les parties solides ; la gangrène imminente ne ronge et ne déchire qu'un très-petit nombre de fibres les plus fins , et ne cause que très-peu de diminution aux ressorts de la chaleur , la fermeté et à la sensibilité de la partie affectée.

A mesure que la gangrène augmente, l'action des causes qui la produisent fait des progrès qui déchirent et rongent des fibres plus grosses et en plus grand nombre, ce qui donne lieu à la partie la plus séreuse du sang et de la lymphe de s'échapper de leurs vaisseaux, de soulever la membrane de la gencive aux endroits où elle est le moins tendue, et d'y former des ampoules ou vésicules remplies de cette sérosité qui est ordinairement jaune quand elle est pure, et rouge lorsqu'il s'y mêle quelques gouttes de sang.

Dans le sphacèle, la partie la plus épaisse du sang et de la lymphe, se trouvant retenue et mêlée avec les lambeaux des fibres des membranes et des vaisseaux détruits, ils forment ensemble une matière noire, purulente et d'une odeur fétide, qui est ordinairement épaisse lorsqu'il y a inflammation, mais qui, au contraire, devient liquide si la partie est sans chaleur, et si les fibres et les vaisseaux en sont relâchés par l'âcreté de la lymphe qui domine.

Les degrés de la gangrène commençante et de celle qui dégénère en sphacèle sont aisés à connaître par les signes que j'ai rapportés dans la description ci-dessus.

La gangrène imminente des gencives et celle qui provient d'une cause extérieure sont faciles à guérir; la gangrène confirmée est dangereuse en ce qu'elle se répand avec beaucoup de célérité, et que, dégénérant en sphacèle, elle n'est curable que par l'extirpation.

REMÈDES A CES MALADIES.

Pour travailler efficacement à remédier aux accidens qui surviennent à la bouche, il faut posséder parfaitement l'anatomie de cette partie, et avoir des notions claires et certaines de la pratique chirurgicale qui renferme en général quatre opérations importantes, qui sont la sinthèse ou réunion, la diérèse ou séparation, l'exhérèse ou retranchement des choses superflues, et la prothèse ou addition aux parties qui manquent.

La première de celles qui concernent l'art du dentiste a pour objet de rapprocher les parties séparées et de les mettre dans leurs places naturelles (ce qui se pratique à la réunion des plaies de la bouche), de joindre les gencives avec le collet des dents, et de réduire les os de la mâchoire qui sont fracturés.

La deuxième est la division ou la séparation des parties contenues, comme l'incision des gencives lorsqu'elles sont trop gonflées et remplies de sang, l'ouverture des abcès, des tumeurs et des fistules, le trépan d'une dent et l'application des cautères.

La troisième consiste à procurer la sortie de quelque partie, soit liquide, soit solide, par exemple, lorsqu'on a incisé les gencives avec la lancette, il en faut faire couler le sang qui les gonfle. Après l'ouverture des abcès, des tumeurs, des fistules, on doit en évacuer le pus, la sanie, le sang extravasé, et emporter les duretés des sinus; après l'application des cautères potentiels et actuels, il faut procurer la chûte des scarres, ne laisser aucun corps étranger qui puisse, par son séjour, causer de fâcheux accidens, et enfin extirper les dents cariées et leurs racines.

La quatrième est une addition de

quelque chose d'artificiel, comme des dents postiches, des dentiers, des obturateurs.

GONFLEMENT DES GENCIVES.

Le gonflement des gencives exige souvent que les dents soient nétoyées, et que l'on ait grand soin d'ôter le tartre qui s'insinue entre l'une et l'autre, il n'est pas moins nécessaire de couper les portions excédentes des gencives avec des ciseaux bien pointus, soit courbes, soit droits, et de les scarifier avec la pointe d'une lancette enveloppée d'une bandelette depuis le milieu de sa châsse jusqu'à la pointe, tant pour la mieux affermir que pour ne point effrayer la personne sur laquelle on opère, cette scarification sera plus ou moins profonde et réitérée selon le gonflement des gencives ; pendant cette opération et en nétoyant les dents, s'il y a du tartre, on fera fréquemment rincer la bouche du malade avec de l'eau tiède pour faciliter l'évacuation du sang et de l'humeur infiltrée dans les gencives. Cette opération faite, on se gargarise la bouche trois fois par jour, pendant une semaine entière, avec du vin rouge dans lequel on aura fait bouillir de la petite sauge de Provence, de la poudre de gland de chêne, de l'écorce de grenadier et une pincée de roses rouges.

ÉPOULIS.

Il faut extirper cette excroissance le plus près de la gencive qu'il sera possible, en évitant de mettre l'os de la mâchoire à découvert de crainte d'occasionner la carie en l'exposant à l'air et aux impressions visqueuses ou corrosives des sucs qui arrosent la bouche; si l'os était carié, on découvrirait totalement la carie et l'on procéderait promptement à sa guérison, suivant la méthode que j'ai indiquée.

Si, après l'opération, il survient une hémorragie, on appliquera sur la plaie un ou plusieurs plumeaux trempés dans l'eau astringente, dont je donne la composition ci-après, on appliquera plusieurs compresses graduées pour remplir l'espace qui se trouvera entre la plaie et la joue, on fera ensuite fermer la bouche au malade, et on lui comprimera la joue sur la gencive par le moyen d'un bandage pour se rendre maître de l'affluence du sang.

Après la première opération ou après l'hémorragie arrêtée, s'il en survenait une, le malade se rincera la bouche quatre fois par jour avec du vin rouge dans lequel on aura fait bouillir des racines de buglosse, des feuilles d'aigremoine, du plantain, et où l'on mettra vingt-cinq gouttes de mon élixir pour chaque verre de vin, ce que l'on continuera jusqu'à parfaite guérison.

Dans l'intervalle où le malade se gargarisera la bouche, il faudra appliquer sur la plaie un nouveau plumeau trempé dans ce vin, à moins qu'il ne se forme de nouvelles excroissances, auquel cas on suspendrait l'usage du gargarisme pour consumer ces chairs superflues par l'application du cautère actuel ou de la pierre infernale assujétie sur sa monture, pour éviter les désordres que cette pierre ferait dans la bouche ou dans l'estomac si elle s'échappait des doigts ou des pincettes, et qu'on vînt à l'avaler.

Les remèdes pour ce dernier accident sont le lait et l'huile que l'on fait avaler en quantité, on peut aussi faire prendre deux ou trois grains de tartre stibiée, et donner encore du lait ou de l'huile au malade après ce vomitif.

PAROULIS.

Après avoir réitéré la saignée on donnera des lavemens émolliens, tempérans et un peu laxatifs, on ordonnera une diète convenable au malade, puis on lui fera gargariser souvent la bouche avec du lait tiède dans lequel on aura fait bouillir des feuilles de mauve, de guimauve, de plantain, de violette, un peu de celles de mercurielle et de pariétaire, une cuillerée d'orge et des figues grasses; ensuite on mettra la moitié d'une de ces figues sur la gencive à l'endroit de l'abcès.

S'il y a quelques dents carriées, il ne faut pas négliger de les tirer,pourvu néanmoins que l'état de la partie affligée le permette; souvent cette opération, lorsqu'elle est faite à propos, fait disparaître le dépôt. On frottera chaudement la joue avec égale partie d'huile de lys, de lin, de rose, d'hipericum et d'onguent d'althéa, on appliquera par dessus une feuille de papier brouillard et une compresse chaude soutenus sans compression par un bandage contentif.

Lorsque la matière sera évacuée par les moyens ordinaires, il faudra faire gargariser la bouche du malade avec une décoction de feuilles d'aigremoine, de roses sèches, de plantain et de petite sauge de Provence, avec du vin miellé, on mettra dans chaque verre de ce gargarisme, au moment où on voudra s'en servir, trente gouttes de mon élixir, on pourra même en seringuer doucement dans la cavité pour déterger la plaie, et l'on continuera jusqu'à parfaite guérison. Si les alvéoles sont cariés, et que le sang et la lymphe soient viciés, on se servira des moyens décrits ci-après pour la carie, et l'on agira de concert avec le médecin pour emporter la cause du vice des liqueurs et le virus.

ULCÈRES.

Il faut détruire la cause universelle et la cause locale, et observer un régime de vie tempéré et rafraîchissant. Pendant qu'on traitera l'intérieur, le malade se rincera la bouche au moins douze fois par jour avec le remède suivant : prenez racine d'aristoloche ronde et gayac râpé, de chacun une demi-once, feuilles de sanicle, de brunelle, de bétoine, de chèvrefeuille, de chardon béni, de petite sauge, de buglosse ou de petite consoude, de chacun le quart d'une poignée, fleurs de troesne et roses sèches, de chacune une demi-poignée, feuilles et fruits de petites ronces, une demi-poignée, ache et arrête-bœuf, de chacune deux plantes, faites bouillir le tout pendant un petit quart-d'heure dans trois pintes d'eau, mesures de Paris, puis l'ayant passé, ajoutez dans la colature miel rosat, quatre onces, teinture de myrrhe et d'antimoine, de chacun une demi-once, sucre candi, deux onces, vingt grains de camphre et quatre onces de mon élixir.

Chaque fois que le malade rincera sa bouche avec ce remède, on y trempera un petit linge fin qu'on appliquera sur l'ulcère, observant qu'il faut le changer autant de fois qu'on le gargarisera, c'est-à-dire toutes les heures; lorsqu'on donnera quelques alimens au malade, on lui fera ôter le linge pour éviter qu'il ne soit entraîné par la déglutition. Ensuite il lavera encore sa bouche avec le gargarisme ci-dessus pour emporter les impressions de l'humeur visqueuse qui pourrait passer dans l'estomac et causer un dérangement total à la santé.

Lorsque les ulcères seront malins,

on les touchera quatre fois par jour avec un pinceau trempé dans la décoction suivante : mettez dans deux cuillerées de mon élixir phlegme de vitriol, crême de camphre et de sel corail, de chacun douze grains, teinture d'antimoine et de myrrhe, de chacune une dragme.

FISTULE.

Pour procéder à la curation de la fistule, on doit corriger le vice du sang et de la lymphe, puis ôter les dents ou les racines cariées qui produisent souvent cette maladie, ensuite on dilate et on débride la fistule et le sinus jusqu'au fond, on enlève les callosités ou on les consume par l'application réitérée de la pierre infernale, dont on dirige l'effet comme on veut; si ce caustique ne suffit pas, il faut avoir recours au cautère actuel. Les callosités étant totalement détruites et le fond de la fistule bien à découvert, on la déterge avec la décoction que j'ai employée ci-devant pour gargariser la bouche après l'évacuation de la matière du paroulis ; ce remède facilite la réunion des parties divisées, consolide les chairs et cicatrise la fistule ou l'ulcère. S'il y avait carie à l'alvéole ou à l'os de la mâchoire, on se servirait des moyens sus indiqués.

SCORBUT.

Pendant que les médecins administreront les remèdes propres à corriger les mauvais sucs de l'estomac, et à diviser la masse du sang d'avec les sels âcres et grossiers qui y abondent, tandis qu'ils diminueront les symptômes de la maladie en rendant la circulation du sang libre, on travaillera à dégonfler les gencives par des scarifications réitérées ; après en avoir coupé toutes les parties prolongées ou celles qui seront totalement détachées des dents, et avoir enlevé le tartre qui d'ordinaire s'insinue entre l'une et l'autre, on appliquera sur les gencives un linge fin trempé dans une lotion dessicative, puis on changera ce linge le matin, à midi et au soir, pendant six jours, ayant soin, avant que de substituer un autre linge imbibé dans ladite lotion, de se rincer plusieurs fois la bouche avec le gargarisme dont on va trouver la recette.

On suivra le même ordre avant que de porter aucun aliment à sa bouche, pour empêcher que la salive sanieuse et scorbutique ne déprave le ferment de l'estomac et qu'elle n'en irrite les fibres, par cette précaution on évitera encore que cette même salive ne passe en quantité dans les vaisseaux sanguins par la voie du chyle, et qu'elle n'augmente l'âcreté des sels dont le sang est déjà chargé, ce qui rendrait cette maladie rebelle à la guérison. En supprimant l'application du linge au bout de six jours, on ordonnera au malade de rincer sa bouche au moins d'heure en heure avec ce même gargarisme, et de continuer pendant un mois surtout avant et après le repas.

REMÈDES POUR DÉTRUIRE LES ULCÈRES SCORBUTIQUES.

Phlegme de vitriol, teinture d'antimoine, sel de corail, miel rosat, de chacun une demi-once, un gros de camphre et six gouttes d'esprit de sel tempéré, dissous dans une once de mon élixir anti-scorbutique.

Si les os de la mâchoire sont cariés, après s'être assuré de la malignité des différentes causes de ces caries, de leur étendue et de leur profondeur, en les mettant à découvert on en arrêtera le progrès, tant en attaquant la cause interne dont les callosités sont souvent les symptômes, que par l'application réitérée du cautère actuel ou du potentiel, en ménageant toujours les muscles releveurs ou abaisseurs de la mâchoire; si la carie n'est pas considérable. on s'en tiendra seulement à l'application de la pierre infernale qui suffit pour procurer l'exfoliation, il arrive souvent que les huiles de canelle, de girofle, etc., ou l'esprit-de-vin dans lequel on aura mis infuser de l'euphorbe, ou du camphre, suffisent pour procurer l'exfoliation des caries superficielles.

REMÈDES A LA GANGRÈNE.

Pour arrêter les progrès de la gangrène, il faut remédier promptement à l'engorgement de leurs vaisseaux, en facilitant la circulation du sang et de la lymphe par des scarifications plus ou moins profondes qui donnent un libre cours à ces liqueurs, dont le séjour déchire et ronge les réservoirs qui les contiennent; ensuite on rétablira la réunion, la fermeté, l'électricité et l'oscillation ordinaire des vaisseaux relâchés par une trop grande dilation, ou ramollis par l'excès des sérosités, en bassinant les gencives d'heure en heure avec une éponge imbibée de mon élixir, dans lequel on aura fait dissoudre du sel ammoniac et du camphre, et à son défaut on se servira de la lotion suivante dont les efforts pourtant sont moins prompts.

Prenez teinture de myrrhe, de petite centaurée, de scordium, de thym, de romarin et d'absinthe, de chacune une once, que vous mêlerez avec huit onces d'eau-de-vie dans laquelle on aura dissous un gros de stirax, autant de camphre et deux onces de sucre candi.

Dans les intervalles où l'on bassinera les gencives, on y appliquera un linge imbibé dans mon élixir ou dans la lotion ci-dessus, pour ranimer le mouvement des vaisseaux et la circulation des humeurs par le picotement, par la chaleur et par la sensibilité que causent ces liqueurs spiritueuses; on continuera l'application ou l'usage de ce remède jusqu'à ce qu'on ait guéri radicalement la gangrène et rétabli le mouvement vital des gencives, on aura soin pendant tout ce temps d'employer les moyens capables de détruire les causes antécédentes de cette gangrène. Si elle était considérable, on toucherait légèrement les gencives avec le beurre d'antimoine ou l'huile glacial du vitriol, purs ou mêlés suivant le degré ou caractère de la gangrène et le conseil d'un habile médecin. Je me suis aussi servi du cautère actuel appliqué plus ou moins chaud et légèrement, mais il faut agir avec prudence et connaître parfaitement l'état de la maladie, pour ne pas arrêter le cours des humeurs par une chaleur immodérée et occasionner le sphacèle qui ne se guérit, comme je l'ai dit, que par l'extirpation.

Tous ces remèdes que nous avons longuement énumérés, peuvent, comme on le voit, être appliqués sans le secours du médecin, et apporter une solidité plus grande aux dents, comme aussi donner une fraîcheur merveille aux lèvres et aux gencives.

Maintenant que nous avons fait connaître les maladies qui affectent la bouche et que nous avons indiqué leur remède, nous devons dire que souvent le mal s'empire par l'application de pièces artificielles vicieusement construites ; il ne s'agit pas d'être dentiste habile, il faut encore être habile mécanicien, et malheureusement la plupart des dentistes ont négligé et négligent cette partie si importante de l'art du dentiste, de là vient que les plaques placées aux gencives, maladroitement adaptées, grossièrement travaillées, sont pour le patient un foyer d'infection et de miasmes, et pour ceux qui l'écoutent l'effroi de la peste. Aussi quelques dentistes, honorablement connus, ont-ils depuis quelques années cherché à donner plus de légèreté, plus d'habileté à leurs pièces artificielles, ont-ils rempli le but qu'ils se proposaient? les plaques qu'ils ont travaillées avec le plus grand soin ont-elles garanti la bouche du malade de toute odeur désagréable? Malheureusement l'expérience a prouvé et prouve le contraire. Nous voyons tous les jours des charlatans annoncer des opiats, des élixirs, des eaux miraculeuses qui, disent-ils, conservent l'émail, empêchent la chûte des dents, entretiennent leur blancheur et font disparaître toute douleur, en donnant à la bouche la plus délicieuse fraîcheur. Les personnes assez crédules pour ajouter foi à ces remèdes universels, méritent d'être trompées, le bon sens ne permet pas de croire à pareille puissance; mais s'il n'est pas donné à la puissance humaine de faire renaître les dents, elle est parvenue, à force d'étude et d'expérience, non-seulement à les remplacer, mais encore à donner aux dents artificielles l'apparence des dents naturelles, et même leur pouvoir dans la mastication et leur utilité.

C'est moins au dentiste qu'au mécanicien qu'appartient ce travail, disons-le, pourtant il faut, pour obtenir un bon résultat, que le mécanicien soit habile dentiste, ou plutôt que le dentiste soit habile mécanicien, et malheureusement il faut reconnaître que cette partie si importante du mécanisme de la bouche est entièrement ignorée de la plupart des dentistes; de là ces pièces mal exécutées, mal jointes, apportant à la bouche un foyer de corruption et de fétidité. C'est pour obvier à cette lacune de la science que, depuis plus de dix ans, l'auteur s'est appliqué à trouver un moyen de porter remède aux vices de la bouche sans altérer l'intérieur, en donnant aux pièces artificielles toute la force, l'élégance de la nature, ce moyen est la construction des pièces sans plaque. On conçoit qu'une plaque, si habilement faite qu'elle soit, ne peut empêcher la salive d'y pénétrer, laquelle jointe aux restes d'alimens engendre bien vîte la corruption.

Le nouveau procédé que Mme Fanton a soumis à la commission du jury, et qui lui a valu une médaille après l'exposition qui en a été faite à la société de l'académie de l'industrie, mérite toute l'attention des personnes qui ont besoin du dentiste.

Ces pièces faites sans plaque sont, comme les dents, moulées sur la bouche du malade, et la jonction est si parfaitement accomplie, que l'auteur met au défi la reconnaissance des dents artificielles avec les naturelles, cela s'explique par le moulage; l'objet manquant encaisse si complétement la partie vide, qu'il ne paraît pas seulement la suite des dents naturelles, mais fortifie encore les dents saines, qui trouvent ainsi appui et résistance.

Ce procédé a encore l'avantage de n'occasionner aucune douleur, Mme FANTON l'ayant expliqué plus haut, ne faisant jamais l'extraction des racines, le travail se fait extérieurement et non in-intérieurement, partant aucune souffrance.

Mme FANTON engage tout lecteur ayant besoin du dentiste à visiter son atelier, il verra avec quelle rapidité se font, à l'aide du moulage, les pièces artificielles, il sera convaincu, à l'examen du travail, qu'il y a tout-à-la-fois sécurité et solidité.

FIN.

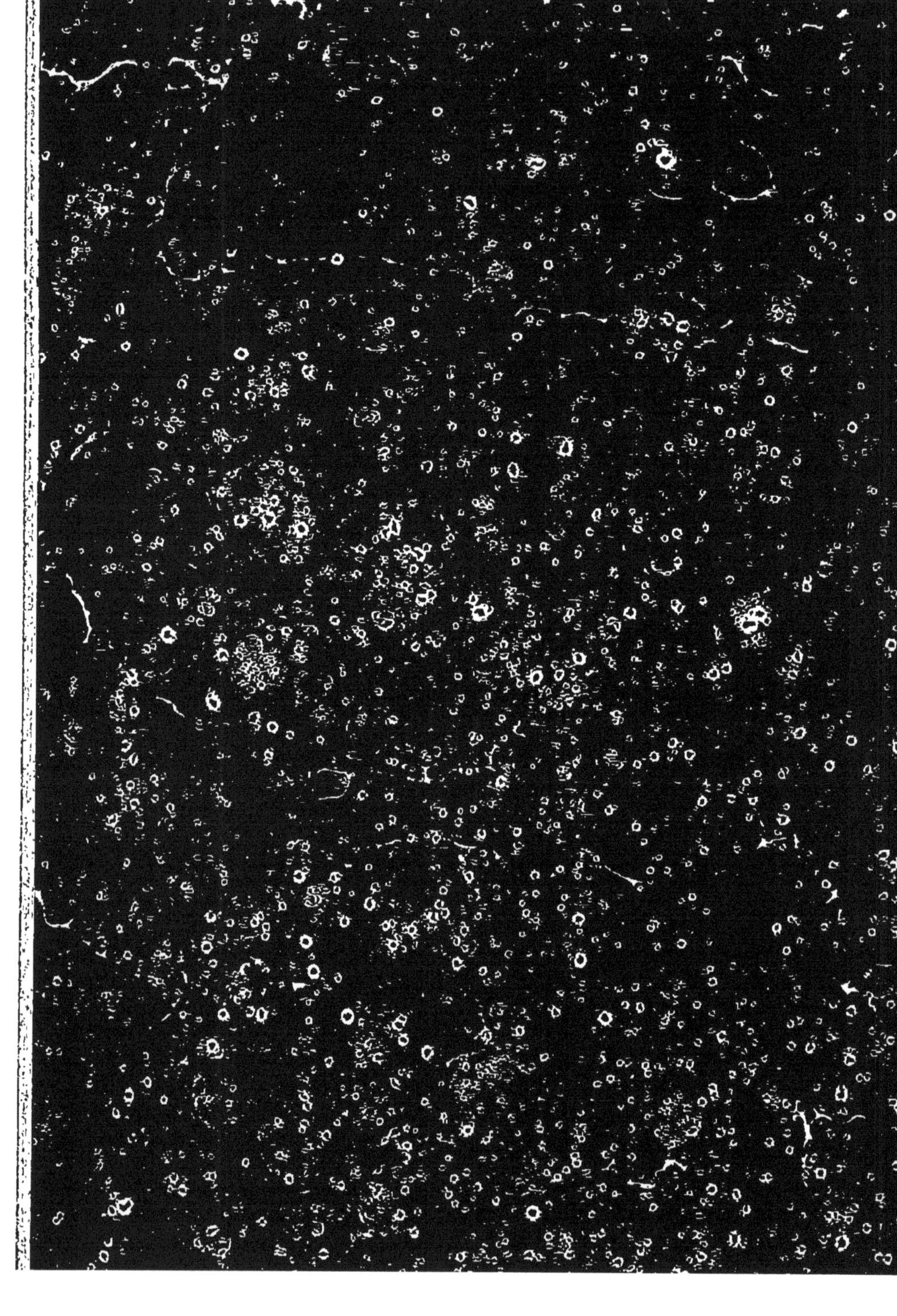

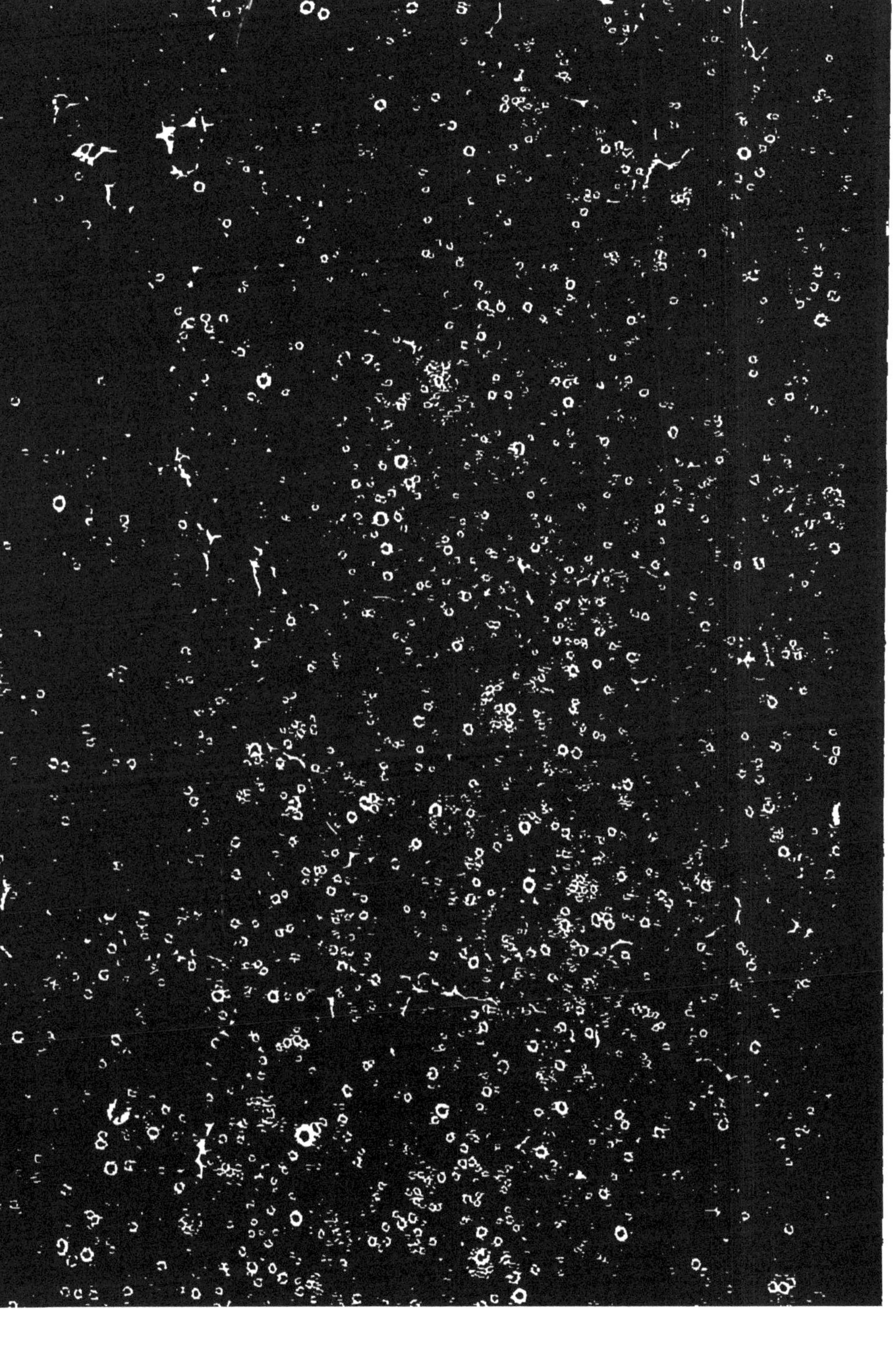

www.ingramcontent.com/pod-product-compliance
Ingram Content Group UK Ltd.
Pitfield, Milton Keynes, MK11 3LW, UK
UKHW020201200726
13856UKWH00003B/1115

9 782011 739346